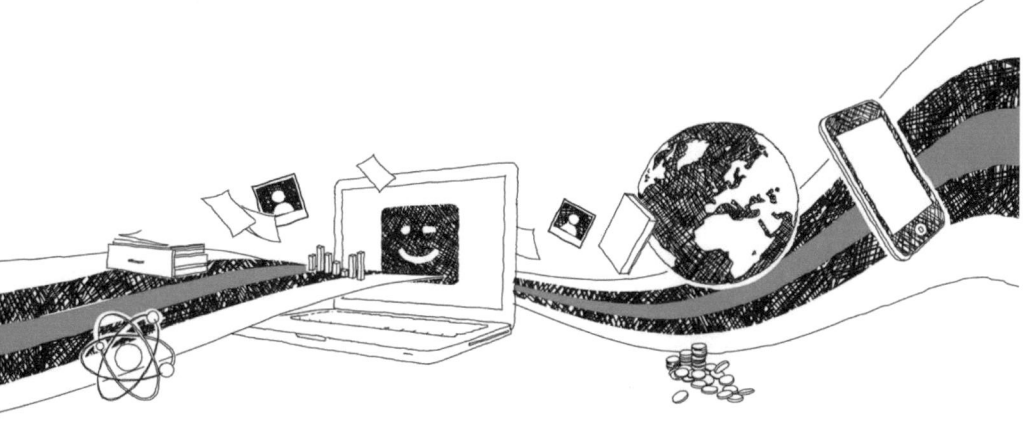
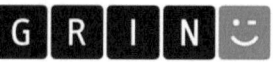

Fußball als Religion. Ein kulturphänomenologischer Vergleich

Christoph Niemann

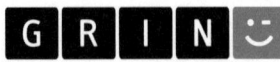

Bibliografische Information der Deutschen Nationalbibliothek:

Die Deutsche Nationalbibliothek verzeichnet diese Publikation in der Deutschen Nationalbibliografie; detaillierte bibliografische Daten sind im Internet über http://dnb.d-nb.de abrufbar.

ISBN: 9783346592187
Dieses Buch ist auch als E-Book erhältlich.

Druck und Bindung: Books on Demand GmbH, Norderstedt Germany
Gedruckt auf säurefreiem Papier aus verantwortungsvollen Quellen

Das vorliegende Werk wurde sorgfältig erarbeitet. Dennoch übernehmen Autoren und Verlag für die Richtigkeit von Angaben, Hinweisen, Links und Ratschlägen sowie eventuelle Druckfehler keine Haftung.

Das Buch bei GRIN: https://www.grin.com/document/1168760

Sportwissenschaft – Arbeitsbereich Sportsoziologie

Seminar: Sport – kulturwissenschaftlich betrachtet

Sommersemester 2016

Abgabe: 02.10.2018

Fußball als Religion

Ein kulturphänomenologischer Vergleich

Christoph Niemann

10. Semester, LABG 2009 (Gym/Ges), Katholische Religionslehre / Sport

Inhaltsverzeichnis

1 Einleitung

„Wenn das nicht Religion ist, was dann?" (Merkt, 2006, 54)

Dieses Zitat von Moritz Eggert, dem Komponisten des 1. Fußballoratoriums, regt zum Nachdenken an. Der Fußball, der jedes Wochenende aufs Neue Millionen von Menschen begeistert an die Bildschirme fesselt oder ins Stadion lockt, besitzt eine enorme Anziehungskraft, die man so sonst nur von den großen Religionen dieser Welt kennt. Was für den einen der Gottesdienst am Sonntag, das ist für den anderen das Fußballspiel seines Lieblingsvereins. Der Fußball hat sich seit der Mitte des 20. Jahrhunderts zu einem globalen Kulturphänomen gemausert, dessen Beliebtheit vor hunderten von Jahren wohl niemand abschätzen konnte. Die ersten Anfänge des Ballspiels waren dabei so simpel wie genial: Im antiken China entwickelte sich ein Spiel namens „Cuju", bei dem die Teilnehmer versuchten, einen Ball in der Luft zu halten, ohne dabei die Arme zu benutzen. Es wurde zu militärischen Ausbildungszwecken entwickelt, aber auch in der Bevölkerung immer populärer. Dieses Spiel wurde daraufhin weiterentwickelt zu einem Mannschaftssport namens „Zu Qin" mit Toren, Torhütern und Spielführern. Auch in präkolumbischen Kulturen entwickelte sich ein Ballspiel, das einerseits zu kultisch-religiösen Zwecken, andererseits zur Freizeitbeschäftigung diente (Goldblatt, 2007, 15f). Wovon der Fußball nun genau abstammt, kann nicht eindeutig gesagt werden, klar ist allerdings, dass der moderne Fußball wie er heute praktiziert wird aus England stammt. Nach diversen brutalen Spielvarianten einigte man sich auf eine gesittete, reglementierte Spielweise, die schließlich in den englischen Universitäten und Privatschulen etabliert wurde (Reiter, 2009, 31). Nach der Gründung erster Vereine und Ligen in England dauerte es nicht lange, bis sich die Sportart über ganz Europa ausbreitete und auch in Deutschland immer beliebter wurde. Binnen weniger Jahrzehnte wuchs der Fußball zu einem gemeinschaftsstiftenden Volkssport heran, der vor allem in den Nachkriegsjahren die Nation zusammenhielt. Denn es ging längst nicht mehr nur um einen Zeitvertreib: Der Sport gab den Menschen Hoffnung, Kraft und Gemeinschaft in Zeiten großer Not. Diese Eigenschaft kann man auch der Religion zusprechen, die seit Jahrtausenden Trost spendet, Mut macht und Hoffnung schenkt und dadurch viele Menschen in einer Gemeinschaft zusammenbringt.

Die beiden Kulturphänomene sind aber nicht nur koexistent, sondern greifen auch ineinander über. So ist zu Welt- und Europameisterschaften nicht selten der Fußball Thema in der Predigt und umgekehrt die Religion Teil der Berichterstattung im Fußballgeschehen. Auch Aktive und Fans des Sports verwenden häufig religiös behaftete Umschreibungen wie den „Fußball-Gott" und zelebrieren Rituale wie in der Kirche. Die vorliegende Arbeit widmet sich der Frage, welche verwandten Rituale existieren, in welchem Umfang sie auftreten und ob man daraus schließen kann, dass der Fußballkult als Ersatzreligion fungiert. Dazu werden die beiden Kulturphänomene und Rituale definiert und später gegenübergestellt, um zu erfahren, wie sie sich bemerkbar machen und welchen Stellenwert sie für die Menschen haben.

2 Forschungsstand

Im Zuge der voranschreitenden Säkularisierung der Gesellschaft erfreut sich das Themengebiet der Ersatzreligionen sehr großer Beliebtheit und Relevanz. Besonders „Fußball und Religion" ist ein häufig behandelter Bereich, da die beliebteste Sportart der Welt schon lange im Alltag vieler Menschen und in der medialen Berichterstattung manifestiert ist und viele Gemeinsamkeiten zu einer Religion bestehen. Daher gibt es bereits viele Publikationen in der Sekundärliteratur, die jedoch überwiegend sehr oberflächlich diese offensichtlichen Gemeinsamkeiten anreißen und komprimiert darlegen. Die Gegenüberstellung der Kulturphänomene Religion und Fußball birgt ein weitaus größeres Potential, das im Folgenden ausgeschöpft werden soll. Daher konzentriert sich die vorliegende Arbeit nicht auf das breite Spektrum des Fußballs als Ersatzreligion im Allgemeinen, das schon in diversen Aufsätzen behandelt wurde, sondern forciert die Rituale des Fußballs und fasst sie in einen theologischen Kontext. Ebenso soll die Bedeutung der Religion im Fußball herausgestellt und eine mögliche Ritualität erforscht werden. Die zugrundeliegende Sekundärliteratur ist im Vergleich zum Oberthema sicherlich stark dezimiert, dennoch lassen sich bereits einige wertvolle Beiträge finden, die den Themenkomplex Rituale im Fußballsport behandeln. Der Sammelband *Ritualtheorien* von Andréa Belliger und David J. Krieger (2008) und der darin enthaltene Beitrag *Fußball als Weltsicht und Ritual* von Christian Bromberger bilden die Basis dieser Arbeit. Aufbauend auf eben dieser Basis ist das Ziel der Untersuchung, die einzelnen Elemente eines Rituals in der Religion bzw. der daraus resultierenden Ritualität herauszustellen und auf den Fußball zu übertragen und eine Verbindung der augenscheinlich fremden Fachbereiche Sport und Theologie herzustellen. Sie orientiert sich an der vorliegenden Sekundärliteratur und an eigenen Gedanken.

3 Das Kulturphänomen Fußball

England gilt bis heute als das Mutterland des Fußballs, da die moderne Variante des Sports an den Colleges und Universitäten des Landes etabliert, normiert und mit Begeisterung seit der Mitte des 19. Jahrhunderts ausgeübt wurde. Hier entstand auch der erste Fußballclub der Welt – der FC Sheffield – im Jahre 1857 und der erste überregionale Zentralverband *Football Association* 1863 (Goldblatt, 2007, 17). Die Clubs waren zunächst elitäre Vereinigungen, die von ihren Mitgliedern unter anderem genutzt wurden zur Erweiterung ihres gesellschaftlichen und geschäftlichen Beziehungsnetzes. Zum Ende des 19. Jahrhunderts wurde es schließlich zum „people's game", da es aufgrund der hohen Affinität zur Industriearbeit – physische Kraft, Kondition und zäher Einsatz –, sowie der Anpassungsfähigkeit an die Infrastruktur und den finanziellen Bedingungen, für jedermann geeignet war (Bouvier, 2006,19f). In Deutschland wurde der moderne Fußball lange gesellschaftlich geächtet und als „englische Krankheit" betitelt. Der Braunschweiger Professor Konrad Koch erkannte das Potential des Sports zur Ertüchtigung der „des frischen Spiels im Freien [entwöhnten] Jugend" (Koch, Nachdruck: 1983) und schrieb im Jahre 1874 die ersten deutschen Regeln für das Spiel nieder. Obwohl die Sportart von vielen Kritikern als „Fußlümmelei" abgetan wurde, war ihr Siegeszug nicht aufzuhalten. Binnen kurzer Zeit verbreitete sich der Fußball in ganz Deutschland, sodass die Sehnsucht nach einem überregionalen Dachverband zur Organisation der Vereine und Meisterschaften immer größer wurde. Schließlich wurde der Deutsche Fußball-Bund (DFB) im Leipziger Mariengarten am 28. Januar 1900 gegründet, der in den darauffolgenden Jahren den Sport nachhaltig prägte. Es folgte die erste deutsche Meisterschaft im Jahre 1903 und die Bildung einer Nationalmannschaft, die ab 1908 spielte (Goldblatt, 2007, 19). In den Jahren vor dem ersten Weltkrieg wurde der Fußball im preußischen Militarismus Teil der Kriegsvorbereitung. Man sprach dem Sport hohen Nutzen für die Ausbildung der Soldaten zu, da man taktische Manöver ausübe und „zur selbstlosen Opferwilligkeit des einzelnen und zur Zurückstellung persönlichen Ehrgeizes im Interesse des gemeinschaftlichen

Erfolges [erziehe]"[1]. Infolgedessen wurde der Fußball auch während des ersten Weltkriegs exerziert und führte zu einem kometenhaften Aufstieg des Sports in der Zwischenkriegszeit (Bouvier, 2006, 35). Fußball entwickelte sich zum liebsten Sonntagsvergnügen der Deutschen und mit dem rasant steigenden Interesse in den 20er und 30er Jahren ging der Bau vieler Stadien und Spielstätten einher. Ab 1934 partizipierte Deutschland schließlich an der Weltmeisterschaft und lockte bis zu 100.000 Zuschauer in das Berliner Olympiastadion zu Spielen gegen den amtierenden Weltmeister Italien oder England. Das NS-Regime übernahm 1933 den DFB und bettete ihn in den Reichsbund für Leibesübungen als „Fachamt Fußball" ein. Das offizielle Spielgeschehen kam zwar während des Krieges zum Erliegen, hinderte die Bevölkerung jedoch nicht daran, weiterhin Fußball zu spielen. So verwundert es auch nicht, dass der Ligabetrieb bereits am 4. November 1945 wiederaufgenommen wurde und die Mitgliederzahlen des DFB weiter stiegen. Vor allem durch den ersten Weltmeistertitel der deutschen Nationalmannschaft 1954 manifestierte sich der Fußball als identitätsstiftender Teil deutscher Kultur und ist seitdem nicht mehr weg zu denken (DFB, 2014a). Die Euphorie für den Fußball ist seitdem – nicht nur in Deutschland – ungebremst und katapultierte den Sport an die Spitze der weltweiten Popularität. Diese wird ersichtlich aus den Zuschauerzahlen der vergangenen Weltmeisterschaft: 3,2 Milliarden Menschen verfolgten 2014 die Spiele des Turniers in Brasilien und eine Milliarde das Endspiel der Deutschen gegen Argentinien (FIFA, 2015). Ebenfalls beeindruckend ist die aktuelle Mitgliederzahl des DFB von 7.043.964 (DFB, 2014b). Die nationenübergreifende Faszination für den Fußball machen sich seit jeher auch Politiker und Geschäftsmänner zunutze, sodass Länderspiele zu dem Aufbau bzw. der Verbesserung außenpolitischer Beziehungen zweckentfremdet werden und die Kommerzialisierung in Form von Fan- und Sportartikeln rasch zu einem Milliardengeschäft geworden ist, das von vielen Kritikern und Fans scharf verurteilt wird. So betitelt beispielsweise der Sportredakteur und Autor Thomas Kistner das globale Sportgeschehen als „mafiöses Netzwerk" mit der „Lizenz zum Gelddrucken" (Kistner, 2012, 13). Die Begeisterung in der Gesellschaft ist trotz solcher investigativen Bloßstellungen ungehemmt und macht den Sport zu einer globalen Unterhaltungsindustrie, in der die Vereine als eigenständige Unternehmen auftreten. Der Fußball hat sich innerhalb eines Jahrhunderts vom

---

[1] Widmung des Preußischen Kriegsministers (Deutscher Fußball-Bund, 1913).

kleinen Freizeitspiel zu einem globalen Massenphänomen gemausert, das Milliarden Menschen weltweit an die Fernsehgeräte fesselt und zu einem selbstständigen Wirtschaftszweig wurde. Der Sport ist mittlerweile ein fester Bestandteil des gesellschaftlichen Lebens und Zentrum für viele Sportbegeisterte.

4 Das Kulturphänomen Religion

4.1 Definition „Religion"

Ein ebenfalls großer Bestandteil des Alltags vieler Menschen ist ihre Religion. Um den Sport und die Religion auf eventuelle Ähnlichkeiten untersuchen zu können, muss zunächst das Phänomen Religion definiert werden, doch gerade diese Definition verursacht unter Theologen und Wissenschaftlern heftige Diskussionen, da eine universell gültige Umschreibung unmöglich erscheint. Es geht um die Bestimmung des Unbestimmbaren. Bereits die Römer der Antike taten sich schwer, die eine richtige sprachliche Herleitung des Wortes Religion zu finden. Die einen behaupteten, es würde vom lateinischen Wort *„relegere"* (wiederauflesen/-sammeln/-wickeln) abgeleitet werden, die anderen führten es auf *„religare"* (anbinden, zurückbinden, festhalten, an etwas festmachen) zurück. Heutzutage steht man vor dem Problem, den Umfang des Wortes Religion richtig zu fassen, also eine Grenze zu ziehen, was als Religion gilt und was als religionsähnlich zu deuten ist, da Religion als Kulturbegriff aufgefasst wird (Cancik & Kehrer, 1998, 418f). Gerade in der säkularisierten Welt wird versucht, alles einheitlich wissenschaftlich zu definieren. Die Wertungsproblematik bzgl. der Religion widerspricht jedoch dieser Verwissenschaftlichung, da die transzendenten und immanenten Bestandteile nicht allumfassend definiert werden können.

Es gibt heutzutage unzählige Definitionen von Religion und keine kann den Anspruch geltend machen, allumfassend zu sein. Es gibt jedoch diverse Definitionsansätze, die u.a. Phänomene wie den Sport einbeziehen und daher die nachfolgende Argumentation sinnvoll ergänzen. Der funktionalistische Religionsbegriff umschreibt Religion über ihre Funktion für das Individuum und die Gesellschaft (Homann, 1997, 290). Der prägende und mitgestaltende Charakter der Religion erfüllt somit eine soziale Funktion. Der französische Soziologe und Vertreter der funktionalistischen Religionsdefinition Émile Durkheim beschrieb demnach Religion als „ein solidarisches System von Überzeugungen und Praktiken, [...] die in einer und derselben moralischen Gemeinschaft,

[...] alle vereinen, die ihr angehören" (Durkheim, Nachdruck: 2017). Erweitert man nun noch diesen funktionalistischen Religionsbegriff um die multidimensionalen Definitionen, welche Religion beschreiben als dreidimensionales Konstrukt aus Glaubensüberzeugungen, Praktiken und Gemeinschaft, so erhält man eine zutreffende, umfangreiche Definition, die sich sehr gut auf den Fußball und die dazugehörige Fankultur übertragen lässt.

4.2 Fußball und Religion – ein Annäherungsversuch

Auch für den Fan gibt es ein System von Praktiken und Überzeugungen, das in der Fangemeinschaft beständig ist. Zu den Praktiken zählen beispielsweise die wöchentlichen Stadionbesuche, das Verfolgen der Spiele am Fernseher und die Diskussionsrunden mit Gleichgesinnten. Der zyklische Charakter ebendieser Praktiken kommt einem Ritual gleich, das man so auch bei den Gläubigen einer Kirchengemeinschaft finden kann. Die Bedeutung des Sports für die Fans lässt sich für einige kaum in Worte fassen. Sie sind von ihrem Verein so überzeugt, dass ihr allgemeiner Gemütszustand regelrecht abhängt von der Form der Mannschaft. Ist der Verein erfolgreich und bestätigt die Erwartungen der Fangemeinde, sind sie auch in anderen Lebenslagen glücklich und zufrieden, kann er die Form nicht halten und unterläuft die Erwartungen, so sind die Fans gereizt, wütend und enttäuscht. Vor allem für die Angehörigen der Fußballenthusiasten stellt diese Überzeugung häufig eine große Belastung dar, da sie trotz aller Bemühungen die Laune des/der Partner/in nicht beeinflussen können. Wer die Faszination nicht teilt, der sieht im Fußball lediglich eine bedeutungslose Ertüchtigung ohne tieferen Sinn. Für Fußballfans allerdings ist der Sport, wie für die Gläubigen der Gottesdienst, eine parallele Realität, in der man alle Sorgen und Probleme für einen Moment vergessen kann.

Auch wenn die Fans in den letzten Jahren den Profisport immer mehr verteufeln, da Kommerzialisierung und Korruption das Spiel beeinflussen, besitzt der Sport nichtsdestotrotz eine unzerstörbare Anziehungskraft und steht im Lebensmittelpunkt vieler Fans (Hansen, 2006), wie schon in den Jahrtausenden zuvor die Religion. Auch sie wird in der heutigen Zeit immer mehr verteufelt und kritisiert, besitzt aber nach wie vor große Anziehungskraft.

5   Rituale im Fußball

Der Duden definiert ein Ritual auf zwei unterschiedliche Weisen. Einerseits ist ein Ritual die „Gesamtheit der festgelegten Bräuche und Zeremonien eines religiösen Kultes; Ritus" und andererseits ein „wiederholtes, immer gleichbleibendes, regelmäßiges Vorgehen nach einer festgelegten Ordnung" (Bibliographisches Institut Mannheim, 2017). Bis zum 19. Jahrhundert bedeutete „Ritual" zunächst schlicht „Gottesdienst" und war immer religiös behaftet, bis der Begriff nach der Jahrhundertwende um die zweite, neutralere Definition erweitert und dadurch breiter gefasst wurde. Seitdem versteht man das Ritual als wiederholte Handlung, die in allen kulturellen Lebensbereichen nachzuweisen ist und ihre Bedeutung nicht in der Handlung selbst liegt, sondern diese lediglich auf etwas Tieferes verweisen soll. Rituale finden sich heute in allen sozialen, gesellschaftlich-kulturellen, religiösen und politischen Bereichen und verbinden die Gegenwart mit der Tradition. Sie stärken die Solidarität in ebendiesen Bereichen und festigen die Werte und Normen einer Gesellschaft. (Belliger & Krieger, 2013). So ist es nicht weit hergeholt, dass ein Fußballspiel einer religiösen Zeremonie ähnelt, die die Identitätsstiftung und das Gemeinschaftsgefühl der Fans stärkt. Inwiefern diese Ähnlichkeit ausreicht, um von einer Ritualität im Fußball zu sprechen, soll nun beleuchtet werden, indem die einzelnen Fassetten des Sports offengelegt werden.

5.1   Das Stadion als „heilige Stätte"

Der „heilige Rasen" beschreibt das Spielfeld im Stadion des Lieblingsvereins eines jeden Fans. Dieses Stadion ist Mittelpunkt der Fankultur, Austragungsort des Spiels und häufig eine zentrale Sehenswürdigkeit der Stadt. Die Bauwerke ähneln einem prachtvollen Heiligtum mit gewaltigen Ausmaßen. Nicht selten bestimmt das Stadion die ganze Stadtplanung und Infrastruktur. Diese Dimensionen lassen sich auch auf die Sakralbauten der großen Religionen münzen, die seit jeher das Zentrum der Stadt bilden und dieser ein unverkennbares Gesicht geben. Nennenswert ist hier auch die Tatsache, dass es sowohl Fußballspielstätten als auch Gotteshäuser in vergleichbar großen Maßstäben gibt. Die Erstliga-Stadien und die Kathedralen bilden die Zentren des jeweiligen kulturellen Brauchs, die Stadien der niederklassigen Vereine gleichen den Ortskirchen und die „Bolzplätze" entsprechen den kleinen Kapellen und Gemeindezentren. Im Stadion sind alle Plätze auf das Geschehen auf dem Platz gerichtet, wo die Akteure, sprich die Trainer, Spieler und Schiedsrichter, vor den Augen zehntausender Zuschauer auf einem abgetrennten Bereich ihre Arbeit tun. In der Kirche ist die Anordnung des „Schauplatzes" – also des Altarraumes – zwar häufig dezentral am Kopfende des Baus, aber auch Mittelpunkt des Geschehens, auf das alle Plätze gerichtet sind. Der Altarraum ist dem Priester, den Kommunionhelfern und Messdienern vorbehalten und darf innerhalb der Gottesdienste aus sittlichen Gründen nicht von Unbeteiligten betreten werden, um die Zeremonie nicht zu stören und der Religion Respekt zu zollen (Bromberger, 2003, 296). So verhält es sich auch mit dem Rasen im Erstliga-Stadion: Wer während eines Spiels die Ränge verlässt und das Feld betritt, wird des Stadions verwiesen und erhält Hausverbot und ggf. Geldstrafen.

In einigen Stadien gibt es sogar kleine Kapellen und Gottesdienste, die den religiösen Christen unter den Fans die Möglichkeit geben, für ihren Verein zu beten oder sogar unter seinem Segen zu heiraten. Die Arenakapelle auf Schalke ist in Deutschland wohl das bekannteste Beispiel. Im Eingangsbereich der Kapelle befinden sich Zeichnungen, die den „Zweikampf" thematisieren und biblische Kampfesszenen darstellen (Gugutzer & Böttcher, 2012, 199f). Der Schalke-Geschäftsführer Peter Peters kommentierte die Arenakapelle bei der Einweihung 2001 mit den Worten: „Wenn Menschen in unserer Stadt in Not sind, wenden sie sich entweder an die Kirche oder an Schalke 04. Mit der Kapelle [...] wollen wir dieser Aufgabe gerecht werden." (*Kirche Gelsenkirchen Arenakapelle*). Einige Rituale der Kirche finden sich in abgewandelter Form auch im Stadion. Das ewige Licht, das im Altarraum einer jeden Kirche zu finden ist und ununterbrochen weiterbrennt, um die omnipräsente Gegenwart Gottes zu repräsentieren, ist ein bekanntes Ritual aus der katholischen Kirche, das jeder Christ kennt (Neuhauser & Höhn, 2009, 21). Ebenso bekannt in der Fußballwelt ist die „ewige Bundesliga-Uhr" im Hamburger Volksparkstadion, die die immerwährende Präsenz des HSV in der Bundesliga abbildet.[2] Sowohl das ewige Licht, als auch die ewige Bundesliga-Uhr schenken den Anhängern Hoffnung und steigern die Solidarität mit dem Verein, bzw. der Kirche. Ein weiteres Ritual, das die Ähnlichkeit des Spiels mit dem Gottesdienst untermauert, ist die Begrüßung. Das Eröffnungsritual im Stadion ist eine Inszenierung mit viel Lärm und Gesang. Der Stadionsprecher begrüßt beim Betreten der Protagonisten

---

[2] Seit dem ersten Abstieg des HSV in der Vereinsgeschichte in der Saison 17/18 wurde die Uhr nicht angehalten, sondern umgestellt. Sie zeigt nun die Zeit seit der Vereinsgründung 1887. Entnommen aus: Anonym. Hamburger SV trotz Abstiegs: Uhr läuft weiter. (Spiegel Online, 2018)

ebendiese und alle Fans im Stadion und stimmt jedes Mal das gleiche Begrüßungslied an. In der Messe verläuft die Eröffnung ganz ähnlich. Die Protagonisten ziehen feierlich in den Altarraum ein, begrüßen die Anwesenden und werden von der Gemeinde besungen (Happel, 1996, 36). Das Fußballstadion bietet also durchaus Raum für religiöse Erfahrungen und avancierte durch die Inszenierung des Spiels zu einem Kulturgut, das den rituellen Charakter des Fußballs belegt.

5.2 Gesang & Choreographien

In der Messe ist es ein bekanntes Bild – Menschen bekreuzigen sich, schütteln sich die Hände beim Friedensgruß und singen die gleichen Lieder Woche für Woche. Sie treffen sich, um gemeinsam ihren Gott zu loben und zu verehren. Wie verhält es sich im Fußball? Welche Gesänge und Choreographien gibt es und haben sie einen tieferen Sinn? Diesen Fragen soll im Folgenden nachgegangen werden. Bestimmte Choreographien sind über die Grenzen des Fußballs bekannt, wie etwa die La-ola-Welle. Sie zählt zu den harmloseren Gesten und fördert die Kommunikation untereinander. Sie beginnt häufig im heimischen Fanblock und zieht sich dann durch das ganze Stadion. Sie spricht auch die sog. „Gelegenheitsfans" und die Gast-Fans an, sodass sich alle Zuschauer in Einklang fühlen (Happel, 1996, 16). Bei der Fußball-EM 2016 in Frankreich machten die Island-Fans auf sich aufmerksam, als sie die Klatsch-Choreographie mit den dazugehörigen „Huh"-Schreien einführten. Das Siegesritual ähnelt dem „Haka"-Tanz der neuseeländischen Rugby-Mannschaft und ist eine imposante Darbietung mit kollektiver Einstimmung, die die Solidarität und Unterstützung untermalen soll (dpa, 2016). Die Choreographien basieren mehrheitlich auf Gemeinschaftsbewegungen, die von Gesang begleitet werden, um als Einheit aufzutreten. Die Gesänge sind dabei sehr unterschiedlich, haben aber häufig einen religiösen Bezug, wie in dem international bekannten Fangesang des FC Liverpool „You'll never walk alone". Er ertönt vor jedem Spiel der „Reds" und erfreut sich großer Beliebtheit, da der Inhalt genau die Art der bedingungslosen Unterstützung ausdrückt, die Fans vermitteln wollen. Eine äquivalente Aussage zu dem Refrain fand der Theologe Matthias Stiehler in der Bibel bei Jesaja: „Fürchte dich nicht, ich bin mit dir".[57] Die Bedingungslosigkeit und der Zusammenhalt in der Fangemeinde ist zentraler Aspekt vieler Gesänge. So heißt es beim Fangesang „Blau-Weiß sind unsere Farben" der „alten Dame" Hertha BSC „Wir werden dich im Herzen tragen, und lassen dich niemals allein!" (OFC Southdevils) und bei den Fans des BV Borussia Dortmund „was auch immer geschieht, wir stehen dir bei, bis in den Tod und sing' für dich, für dich Borussia." (Borussia Dortmund GmbH & Co KG). Diese Dramatik spiegelt den Stellenwert des Vereins für seine Fans wider und bezeugt die bedingungslose Liebe, die Christen auch ihrem Gott schenken und von diesem erhoffen. Hier sei allerdings angemerkt, dass der Verein nicht einem Gott gleichgestellt wird, sondern lediglich die Liebe, Unterstützung und Bedingungslosigkeit im Fokus steht. Es findet zwar eine Verehrung des Vereins statt, jedoch keine Vergötterung.

5.3 Symbolik

Die Unterstützung des Vereins erfolgt nicht nur durch Gesang und Choreographie, mittlerweile kann man Fanartikel aller Art kaufen, sich bemalen, tätowieren und kostümieren, um Loyalität auszudrücken. Die Szenerie einer Stadiontribüne gleicht einem karnevalistischen Happening, dessen Vielfalt sich erst relativ spät entwickelte. Vor dem Ersten Weltkrieg besuchten die Zuschauer das Stadion mehrheitlich in Anzug, Krawatte und Hut, bis die ersten Schals und Halstücher in der Nachkriegszeit aufkamen. Nach den 50er Jahren kamen schließlich immer mehr Zuschauer in legerer Kleidung ins Stadion und entwickelten nach und nach den bunten Stil, der heute nicht mehr weg zu denken ist. Insbesondere bei den Jugendlichen und den Ultras entwickelte sich ein Repertoire verschiedenster ausgefallener Kostümierungen, deren zentrales Thema das Vereinswappen und die Vereinsfarben sind. So sieht man nicht selten bemalte Gesichter und Oberkörper, gefärbte Haare oder Perücken, Zylinderhüte, Trikots, das tätowierte Emblem und aufwendig gearbeitete Kutten, die diverse Aufnäher präsentieren. Anhand der Aufnäher kann man die Zugehörigkeit zu Fanclubs oder Ultra-Gruppierungen erkennen. Neben der Loyalitäts- und Solidaritätsbekundung zum Verein haben die Kostüme den zusätzlichen Effekt, dass sie das wöchentliche Zusammenkommen im Stadion auf eine ähnliche Art und Weise aufwerten, wie die zeremoniellen Veranstaltungen der Kirchen, zu denen ebenfalls festliche Gewänder getragen werden (Happel, 1996, 54f). Denn auch die Christen kennen viele Zeichen und Symbole, um sich als solche erkennbar zu machen und Gott und der Kirche Respekt, Loyalität und Solidarität zu zollen. Sie sind erheblich älter als die Symbole der Fußballfangemeinde und haben einen geschichtlichen, biblischen oder mythischen Hintergrund. Allerdings ist die Präsenz in der heutigen Umwelt eher mager, was mit dem allgemeinen Religionsverfall in der Gesellschaft einhergeht. Sie werden, nicht wie die meisten Fußballsymbole, am Wochenende angezogen, um damit feierlich zur Kirche zu pilgern, sondern sind eher omnipräsent auf Autos, Schmuck, Grabsteinen oder Plakaten zu sehen. Dazu zählen das Kreuz, der Fisch, das Alpha und Omega, das Christusmonogramm, betende Hände oder eine Taube (Newton & Neil, 1967). Besondere rituelle Bedeutung haben die Farben und Symbole der Protagonisten in Spiel und Gottesdienst. Im Fußball tragen die Spieler jedes Wochenende entweder das Heim- oder das Auswärtstrikot und bei Turnieren besondere Trikots, die das Turnieremblem auf dem Arm tragen. Im Vergleich dazu gibt es im Kirchenjahr verschiedene liturgische Farben, die auf Gewändern, Paramenten und Antependien genutzt werden, um den Charakter und die Stimmung christlicher Riten und Feste auszudrücken und zu unterstreichen (Braun, 1964). Die Symbolik spielt in beiden Bereichen eine große Rolle, da sie ein Instrument der Zugehörigkeit darstellt, durch das sich die Anhänger dem Verein bzw. der Kirche näher fühlen und eine Gemeinschaft bilden können.

5.4 Gesellschaftsstrukturen im Stadion

Eine weitere Verknüpfung zwischen Religion und Fußball ist die Auflösung der Gesellschaftsstrukturen in einer Zeit individueller Entfaltung. Individualisierung ist das Credo vieler Jugendlicher, was dazu führt, dass Gemeinschaftsbildung ungleich schwerer fällt als noch vor ein paar Jahrzehnten. Anders verhält es sich auf der Fan- Tribüne, wo Menschen aus allen Schichten, allen Altersklassen und allen Nationen zusammenkommen, um die gemeinsame Liebe zum Verein zu zelebrieren. Im Lied „Borussia" – einem Dortmunder Klassiker – heißt es „Borussia verbindet Generationen, Männer und Frauen, alle Nationen; hier fragt man nicht nach arm und reich, wir Fans auf der Tribüne, wir sind alle gleich" (Borussia Dortmund GmbH & Co KG). Diese universelle Grundlage löst für mindestens 90 Minuten alle Strukturen, Ungleichheiten und Vorurteile auf und veranlasst die Fans, sich aus der Individualität zu lösen und ein Gefühl von Zugehörigkeit und Zusammenhalt zu erfahren. Das Stadion wird zum primären Element der Gegenwart und alle privaten Probleme und Sorgen existieren nicht mehr. Durch synchrones Klatschen, Handzeichen, Gesänge, Rufe, Schals und Fahnen nimmt die kollektive Identität Gestalt an und vermittelt dem Gegner das Bild einer Einheit bzw. eines Kollektivs. Die sonst so vehement angestrebte Abweichung von gesellschaftlichen Normen zur Persönlichkeitsbildung fällt völlig unter den Tisch (Happel,

1996, 37f). Nach Mead & Morris (2017) ist gerade das persönlichkeitsbildend, was das Individuum mit dem Kollektiv gemeinsam hat. Demnach führt die Herausbildung des „verallgemeinerten Anderen" zur Übernahme eines gemeinsamen Gruppenwillens, der wiederum auf das Individuum zurückwirkt. Je stärker die Identifikation mit dem Verhaltenskodex der Gruppe ist, desto stärker ist die Verankerung in der Gruppe. Das Zusammengehörigkeitsgefühl und eine Art der Selbstbestimmung ist auch das übergeordnete Ziel der Kirchenarbeit. Hier kommt es zu einer Auflösung der Gesellschaftsstrukturen, da jeder Mensch vom Grundsatz her vor Gott gleich ist und Einkommens- oder Machtverhältnisse keine Rolle spielen. Es kommt zur Identitätsstiftung durch die Teilnahme an Gottesdiensten und anderen Gemeindeversammlungen, sodass man in beiden Fällen von einem wertvollen Beitrag zur Gleichstellung in der Gesellschaft sprechen kann.

6 Fazit

Die Arbeit hat gezeigt, dass der Fußball als Kulturphänomen fundamentale Gemeinsamkeiten zur Religion aufweist, wenn man den Blick auf die Rituale und die Ritualität richtet. Betrachtet man die erarbeiteten Ergebnisse der Untersuchung, so kann zweifelsfrei festgestellt werden, dass der Fußball ein großes rituelles Potenzial innehat, welches eindeutige Bezüge zu den Ritualen der Religion – insbesondere des Christentums – nimmt. Nicht nur ist das Stadion Kultstätte, Austragungsort und zentrale Anlaufstelle für die Fußballfans, um ihre Liebe zum Verein zelebrieren zu können, sondern auch ein Schauplatz vieler anderer ritueller Gesten, wie dem Singen der Vereinshymnen und Fangesänge, der Inszenierung einzigartiger Choreographien und der Präsentation aufwendig gearbeiteter Kostümierungen zur visuellen Demonstration ihrer Zuneigung zum Club. Die Symbolik dahinter weist starke Äquivalenz zu der Symbolik des Christentums auf und hat den Zweck, die Menschen, die aufgrund ihrer unterschiedlichen gesellschaftlichen Ränge so sonst nicht zusammengekommen wären, zu einem Kollektiv zusammenwachsen und geschlossen hinter ihrer Überzeugung stehen zu lassen. Diese Eigenschaft findet sich genauso auch in der Kirchengemeinde wieder, wo Menschen wegen ihrer gleichen Gesinnung zu einer Einheit zusammenschmelzen und sich gegenseitig zusprechen. Sie gründen ihre Hoffnung auf Gott und schöpfen aus ihm Kraft und Zuversicht. Die Fußballfangemeinde bedient sich auch dem „Fußball-Gott", zu dem nicht selten vor, während und nach dem Spiel gebetet wird, vor allem ziehen sie jedoch ihre Energie und ihren Mut aus den Ritualen auf der Tribüne. Die Ungewissheit des Spielausganges wird bewältigt durch immer wiederkehrende, kollektive Handlungen, die den Fans Halt geben und sie bestärken. Sie machen den Stadionbesuch zu einem Erlebnis, das sich tief in den Köpfen der Menschen verankert und ihre Treue zum Verein kräftigt. Man muss allerdings betonen, dass Fußball keineswegs verallgemeinernd als moderne „Ersatzreligion" fungiert, da die individuelle Einstellung der Anhänger zum Ereignis selten der eines Christen gleichkommt. Es gibt zwar Hardliner, die ihr komplettes Leben auf den Verein ausrichten, ihn bedingungslos lieben und mit aller Härte verteidigen, die meisten Zuschauer besuchen das Stadion aber nur zu Unterhaltungszwecken. Denn viele Fußballfans sind selber religiös, sodass der Fußball keinen Ersatz zu einer Religion darstellen kann, sondern höchstens einen Zusatz. Man kann also durchaus in einigen Fällen davon sprechen, dass Fußball vor allem durch die Rituale zu einer „Zusatzreligion" geworden ist, die den Menschen ebenso viel Halt und Richtung geben kann, wie der traditionelle christliche Glaube.

Lohnenswert für tiefergehende Untersuchungen wäre in diesem Kontext der analytische Vergleich weiterer, nicht ritueller Gemeinsamkeiten, die aus redaktionellen Gründen in dieser Arbeit nicht behandelt werden konnten, wie beispielsweise die verwendete Sprache, die jeweiligen Anhänger und die Gewalttaten und Auseinandersetzungen, die im Namen des Fußballs oder der Religion verübt werden.

7   Literaturverzeichnis

Belliger, A. & Krieger, D. J. (Hrsg.). (2013). *Ritualtheorien. Ein einführendes Handbuch* (5., aktualisierte Auflage). Wiesbaden: Springer VS.

Bibliographisches Institut Mannheim. (2017). *Duden - die deutsche Rechtschreibung. Auf der Grundlage der aktuellen amtlichen Rechtschreibregeln* (Der Duden, in zwölf Bänden : das Standardwerk zur deutschen Sprache ; Band 1, 27., völlig neu bearbeitete und erweiterte Auflage). Berlin: Dudenverlag.

Borussia Dortmund GmbH & Co KG. *Fangesänge | bvb.de.* Zugriff unter https://www.bvb.de/Aktionen/Liederbuch/Fangesaenge

Bouvier, B. (Hrsg.). (2006). *Zur Sozial- und Kulturgeschichte des Fußballs* (Gesprächskreis Politik und Geschichte im Karl-Marx-Haus, Bd. 8). Trier: Studienzentrum Karl-Marx-Haus der Friedrich-Ebert-Stiftung.

Braun, J. (1964). *Die liturgische Gewandung im Occident und Orient. nach Ursprung und Entwicklung, Verwendung und Symbolik.* Darmstadt: Wiss. Buchges.

Bromberger, C. (2003). *Fußball als Weltsicht und als Ritual* (2. Auflage). Wiesbaden: VS Verlag für Sozialwissenschaften.

Cancik, H. & Kehrer, G. (Hrsg.). (1998). *Handbuch religionswissenschaftlicher Grundbegriffe* (Bd. 4). Stuttgart: Kohlhammer.

Deutscher Fußball-Bund (Hrsg.). (1913). *Deutsches Fußball-Jahrbuch.* Dortmund: Grethlein.

DFB. *Historie.* Zugriff unter https://www.dfb.de/historie/

DFB. *Mitglieder.* Zugriff unter https://www.dfb.de/verbandsstruktur/mitglieder/

Dpa. *EM 2016: Woher kommt der geniale Island-Jubel?,* Zugriff unter https://web.de/magazine/sport/fussball/em/em-2016-geniale-island-jubel-31651022

Durkheim, É. (2017). *Die elementaren Formen des religiösen Lebens* (Taschenbuch / Verlag der Weltreligionen, Bd. 2, 4. Auflage). Berlin: Verlag der Weltreligionen.

FIFA. *FIFA Fussball-Weltmeisterschaft Russland 2018™ - Nachrichten - FIFA Fussball-WM 2014™: 3,2 Milliarden Zuschauer, 1 Milliarde beim Finale - FIFA.com.* Zugriff unter https://de.fifa.com/worldcup/news/fifa-fussball-wm-2014tm-3-2-milliarden-zuschauer-1-milliarde-beim-fina-2745551

Goldblatt, D. (2007). *The Ball is Round. A Global History of Football.* London: Penguin.

Gugutzer, R. & Böttcher, M. (2012). *Körper, Sport und Religion. Zur Soziologie religiöser Verkörperungen.* Wiesbaden: Springer VS.

Hansen, K. (07/2006). Ein Fan, ein guter Fan. Fußball-Leidenschaft im Härtetest der Kommerzialisierung. *Universitas* (61).

Happel, B. (1996). *Der Ball als All. Mythos und Entzauberung des Fussballspiels* (1. Aufl.). Münster: Westfälisches Dampfboot.

Homann, H.-T. (1997). *Das funktionale Argument. Konzepte und Kritik funktionslogischer Religionsbegründung.* Zugl.: Bonn, Univ., Diss., 1997. Paderborn: Schöningh.

Kirche Gelsenkirchen Arenakapelle. Zugriff unter https://www.kirchegelsenkirchen.de/infos/arenakapelle.html

Kistner, T. (2012). *FIFA-Mafia. Die schmutzigen Geschäfte mit dem Weltfußball.* München: Droemer.

Koch, K. (1983). *Die Geschichte des Fußballs im Altertum und in der Neuzeit* (Reihe Fußball, Bd. 1). Münster: Lit.

Mead, G. H. & Morris, C. W. (2017). *Geist, Identität und Gesellschaft. Aus der Sicht des Sozialbehaviorismus* (Suhrkamp Taschenbuch Wissenschaft, Bd. 28, 18. Auflage). Frankfurt am Main: Suhrkamp.

Merkt, A. (Hrsg.). (2006). *Fußballgott. Elf Einwürfe* (KiWi KiWi-Paperback, Bd. 931, 1. Aufl.). Köln: Kiepenheuer & Witsch.

Neuhauser, M. & Höhn, H.-J. (2009). *Religion und Rituale. Akademie Völker und Kulturen 2009* (Vortragsreihe / Akademie Völker und Kulturen, Bd. 31). Berlin: LIT Verl.

Newton, E. & Neil, W. (1967). *2000 Jahre christliche Kunst.* München.

OFC Southdevils. *Liedtexte.* Zugriff unter https://www.southdevils.de/southdevils/index.php/fanclub/liedtexte

Reiter, F. (2009). *Der Kick mit dem Ball. Die Geschichte des Fußballs* (Kleine Kulturgeschichten). Berlin: Vergangenheitsverl.

Spiegel Online (2018, 13. Mai). *HSV-Uhr läuft weiter - nur anders.* Zugriff unter http://www.spiegel.de/sport/fussball/hamburger-sv-trotz-abstiegs-uhr-laeuft-weiter-a-1207495.html